ENFERMEDAD CORONARIA

ENFERMEDAD CORONARIA

Equipo editorial:

DANIEL HORACIO BERROCAL

AUGUSTO GRANEL

LILIANA R. GRINFELD

HERNÁN MICHELÁNGELO

DIEGO PÉREZ DE ARENAZA

Colección: **PROBLEMAS FRECUENTES**

Director: **Dr. Esteban Rubinstein**

Editora asociada: **Dra. Paula Carrete**

delhospital ediciones

Diseño gráfico: Renato Tarditti
Ilustraciones: Renato Tarditti
IMPRESO EN ARGENTINA
ISBN: 978-987-1639-07-6

Enfermedad coronaria / Daniel Horacio Berrocal ... [et.al.] ; dirigido por Esteban Rubinstein ; edición a cargo de Paula Carrete. - 1a ed. - Buenos Aires : delhospital ediciones, 2011.
v. 9, 108 p. ; 20x14 cm. - (Problemas frecuentes)

ISBN 978-987-1639-10-6
1. Enfermedad coronaria. 2. Medicina preventiva. 3. Infarto. I. Berrocal, Daniel Horacio II. Esteban Rubinstein, dir. III. Paula Carrete, ed.
CDD 616.123 7

Impreso en Buenos Aires - Argentina
Fecha de impresión: octubre de 2011
Tirada: 1000

delhospital ediciones
Gascón 450 1er piso, Departamento de Docencia e Investigación
CABA (1181)
Tel: (005411) 4959-0200 interno 2997
Web: www.hospitalitaliano.org.ar/docencia/editorial
Mail: delhospital.ediciones@hospitalitaliano.org.ar

Índice

EQUIPO EDITORIAL

Dr. Daniel Horacio Berrocal: Jefe del Servicio de Hemodinamia y Cardiología Intervencionista del Instituto de Medicina Cardiovascular del Hospital Italiano de Buenos Aires.

Dr. Augusto Granel: médico de familia, médico de planta del Servicio de Medicina Familiar y Comunitaria del Hospital Italiano de Buenos Aires, Coordinador del Área Ambulatoria del Hospital Italiano de San Justo Agustín Rocca.

Dra. Liliana R. Grinfeld: médica cardióloga intervencionista de la Clínica San Camilo y del Hospital Español de La Plata.

Dr. Hernán Michelángelo: médico clínico, médico de planta del Servicio de Clínica Médica del Hospital Italiano de Buenos Aires, Coordinador de la Terapia Intermedia del Hospital Italiano de Buenos Aires.

Dr. Diego Pérez de Arenaza: médico cardiólogo, médico de planta del Servicio de Cardiología del Hospital Italiano de Buenos Aires.

CONOCER EL PROBLEMA

Generalidades

Todos los órganos de nuestro cuerpo necesitan **oxígeno** para cumplir su función y permitir que permanezcamos vivos y sanos. El aparato respiratorio es el encargado de inspirar el aire que nos rodea y llevarlo al pulmón, donde el oxígeno (que forma parte del aire) es captado por los glóbulos rojos de la sangre y, mediante el aparato circulatorio, es distribuido por las arterias hacia todo el cuerpo, llegando a cada una de las células que forman los tejidos y los órganos. El corazón es un músculo que funciona en forma permanente como una bomba o un motor que impulsa hacia todos los órganos del cuerpo la sangre oxigenada que llega desde el pulmón. Cada impulso del corazón (contracción del músculo cardíaco) es un latido.

El corazón es un órgano, y como tal, también necesita oxígeno para trabajar y cumplir adecuadamente con su función. Las arterias que nutren al corazón con sangre oxigenada se llaman **arterias coronarias**.

Es importante remarcar que la sangre oxigenada que recibe el corazón proveniente del pulmón llega por dos tubos muy grandes y sale por un gran tubo llamado arteria aorta. De la aorta van saliendo diferentes arterias, todas de menor calibre, que se dirigen a los diferentes órganos. Unas de ellas son las coronarias, arterias de pequeño calibre cuya función es aportar oxígeno para que el corazón pueda funcionar adecuadamente.

Se llama **enfermedad coronaria** a la obstrucción de las arterias coronarias producida por **placas de ateroma**. Estas placas están formadas por células y grasas y pueden desarrollarse sobre la pared de cualquier arteria del cuerpo. Al crecer, las placas van reduciendo el calibre de la arteria afectada, disminuyendo el flujo de la sangre y, por ende, de oxígeno que le llega al órgano nutrido por ella. Cuando la arteria afectada por el crecimiento de una placa de ateroma es una arteria coronaria se produce, entonces, la enfermedad coronaria.

La enfermedad coronaria afecta a alrededor del 3% de las personas adultas y provoca limitaciones y deterioro de la calidad de vida. En el mundo occidental y en la Argentina una de cada tres muertes se debe a esta enfermedad, lo que la convierte en la primera causa de muerte.

La enfermedad coronaria no es lo mismo que la insuficiencia cardíaca. En la primera, el corazón sufre porque no recibe el oxígeno que necesita, mientras que en la segunda, el corazón trabaja mal y no puede cumplir en forma adecuada la tarea de motor que envía sangre a todo el cuerpo. Igualmente, la enfermedad coronaria puede causar insuficiencia cardíaca ya que si el corazón no recibe suficiente oxígeno para funcionar puede dejar de trabajar en forma adecuada (de hecho, la enfermedad coronaria es la causa más frecuente de insuficiencia cardíaca).

Otra aclaración que creemos vale la pena hacer se refiere a la palabra "vascular". En medicina, a las arterias también se las llama vasos sanguíneos; por eso, a la enfermedad coronaria también se la conoce como **enfermedad cardiovascular** (cardio por el corazón y vascular por las arterias).

La enfermedad coronaria es la principal causa de muerte en Occidente. Se debe a la obstrucción de una o varias arterias coronarias, que son las que proveen el oxígeno necesario para el funcionamiento del corazón.

El angor

Cuando el corazón no recibe todo el oxígeno que necesita, sufre. El término médico que se utiliza para expresar esto se llama **isquemia**. Dicho sufrimiento puede ponerse de manifiesto de diferentes modos, entre los cuales el más relevante es el **dolor de pecho**. Este dolor, descripto por quienes lo experimentan como una sensación de peso u opresión en el tórax, puede ser débil o muy fuerte y suele aparecer cuando la persona está haciendo algún esfuerzo (tal como correr, cargar un objeto pesado, subir una escalera, etc.) y suele ceder cuando la persona se detiene y deja de hacer el esfuerzo (sin embargo, el angor también puede ocurrir cuando la persona está en reposo, como por ejemplo en la cama o sentada, situación que, como veremos, implica mayor riesgo). El dolor de pecho se localiza casi siempre en la parte izquierda y central del tórax y puede quedarse allí, o bien irradiarse hacia la mandíbula, el hombro izquierdo, el brazo izquierdo (o los dos brazos) o la parte superior del abdomen. Los médicos llamamos **angor** o **angina de pecho** a este tipo de dolor, que es típico de la enfermedad coronaria. El angor puede aparecer solo, o también asociado a otros síntomas, tales como sensación de falta de aire, transpiración, palpitaciones, hipo, náuseas, desmayo y sensación de angustia o desasosiego.

Cabe mencionar que el angor es solamente una entre tantas otras causas de dolor torácico. De hecho, a una persona le puede doler el pecho por un dolor muscular, porque está angustiada, por un problema esofágico, etc. Sin embargo, el angor es tan importante como causa de dolor torácico que determina que en toda persona que tiene este dolor sea preciso averiguar si está originado en el corazón, es decir, si se trata de angor.

EL DOLOR DE PECHO DE ORIGEN CORONARIO SE LLAMA ANGOR. ES EL SÍNTOMA MÁS TÍPICO E IMPORTANTE DE LA ENFERMEDAD CORONARIA Y SE DEBE A LA ISQUEMIA.

Los síndromes coronarios

Como hemos mencionado, la enfermedad coronaria se produce porque las placas de ateroma ocupan el interior de las arterias y reducen el espacio por el que pasa la sangre cuya función es nutrir (proveer oxígeno y otros nutrientes) al corazón. Estas placas pueden crecer lentamente y dar lugar a lo que los médicos llamamos un **síndrome coronario crónico**. También puede ocurrir que una placa que no obstruía totalmente la circulación se rompa súbitamente; en estos casos, en un intento por reparar el daño, las células de la sangre forman un coágulo (el nombre médico es "trombo") que termina tapando la arteria, bloqueando en forma brusca la circulación de la sangre y, desencadenando reacciones que complican aun más la situación. Este proceso se denomina **"accidente de placa"** y desencadena un evento que los médicos llamamos **síndrome coronario agudo**.

LA ENFERMEDAD CORONARIA PUEDE PRESENTARSE (MANIFESTARSE CLÍNICAMENTE, O DAR SÍNTOMAS) EN FORMA DE UN SÍNDROME CORONARIO AGUDO O CRÓNICO.

El síndrome coronario crónico: la angina crónica estable

En el **síndrome coronario crónico** la placa de ateroma es estable y determina una obstrucción fija de una o varias arterias coronarias. En consecuencia, la persona suele presentar manifestaciones relativamente constantes y previsibles según el esfuerzo que realice. Es decir, desarrolla síntomas (principalmente angor) ante esfuerzos similares (por ejemplo, al subir un piso de escaleras). A este cuadro se lo llama **angina crónica estable**. Si la placa de ateroma aumenta de tamaño a lo largo del tiempo y la obstrucción coronaria progresa, los síntomas aparecerán ante esfuerzos menores. La angina crónica estable también se llama **angina de esfuerzo**, y esto es así porque en ella el dolor de pecho (el angor) siempre aparece con el esfuerzo. Esto se explica fácilmente: ante el esfuerzo (durante el ejercicio) el corazón responde latiendo más rápido, para ello necesita más oxígeno y nutrientes que están en la sangre que aportan las arterias coronarias; si una (o varias) de estas arterias está tapada parcialmente, a medida que el corazón lata más rápido va a llegar un momento en el que va a sentir que le falta sangre: y eso es el angor (o el sufrimiento cardíaco). Cuando la persona deja de hacer esfuerzo, el dolor cede rápidamente. El dolor anginoso provocado por el esfuerzo suele ser tan fuerte que obliga a que la persona se detenga, pero si esto no ocurre y el corazón sigue exigido, la falta de oxígeno puede determinar que sobrevenga una arritmia que, en ocasiones, puede ser mortal.

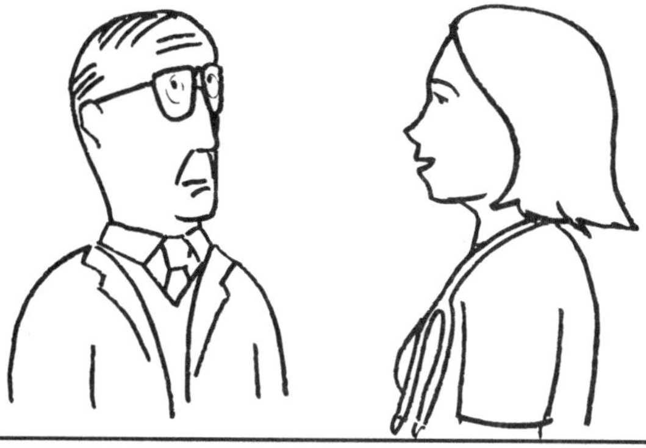

–Sí, doctora, si camino tranquilo no hay problemas, pero si tengo que correr el colectivo ya me aparece el dolor.

Las personas que tienen angina crónica estable deben estar advertidas acerca del cambio del dolor ya que si este se hace más frecuente o más fuerte es un indicio de que deben consultar al médico.

La angina crónica estable es un síndrome coronario crónico. La persona enferma que no recibe tratamiento suele sentir angor, siempre desencadenado ante un esfuerzo, y habitualmente el mismo (o similar) durante largos años. El dolor dura muy poco (desde algunos segundos hasta cinco minutos) y cede cuando la persona deja de hacer el esfuerzo.

Los síndromes coronarios agudos: el infarto agudo de miocardio, la angina inestable y la muerte súbita

En los **síndromes coronarios agudos** la circulación coronaria es obstaculizada repentinamente por un **accidente de placa**. Esto hace que la persona tenga angor sin haber hecho un esfuerzo (en reposo) o al hacer un esfuerzo liviano. Los síndromes coronarios agudos son: el infarto agudo de miocardio, la angina inestable y la muerte súbita.

Cuando el accidente de placa determina la muerte de varias células del músculo cardíaco (el nombre médico es miocardio) se produce un **infarto agudo de miocardio,** también conocido por sus siglas IAM (en inglés se usa el término *heart attack* o ataque cardíaco). La persona que sufre un infarto siente angor, pero este suele ser mucho más fuerte y sobre todo persistente que el del angor crónico estable, y suele acompañarse de una sensación de muerte inminente (el dolor dura habitualmente entre diez minutos a una hora). El infarto suele ocurrir cuando la persona está en reposo, pero también puede sobrevenir ante un esfuerzo leve, moderado o importante y también como consecuencia de una situación de estrés extremo.

Cuando el accidente de placa no determina la muerte celular se llama **angina inestable.** Este es un término poco conocido por la gente (muchos se refieren a él con el término "pre-infarto") pero muy utilizado en el ámbito médico y que es importante reconocer porque determina una conducta médica definida (ver más adelante). Para simplificar, la angina inestable es todo angor que sucede durante el reposo, dura algunos minutos o segundos y no determina la muerte celular.

Cuando el accidente de placa tiene lugar en una arteria que irriga (nutre) un sector extenso del corazón, puede ocasionar una arritmia severa (el corazón no late normalmente, o deja de latir) que eventualmente puede ocasionar la muerte de la persona. A esta última situación (sin duda, el síndrome coronario agudo más grave) se la denomina **muerte súbita**.

LOS SÍNDROMES CORONARIOS AGUDOS SON: EL INFARTO AGUDO DE MIOCARDIO, LA ANGINA INESTABLE Y LA MUERTE SÚBITA. TODOS TIENEN EN COMÚN QUE SON OCASIONADOS POR UN ACCIDENTE DE PLACA, ES DECIR, POR UNA PLACA DE ATEROMA INESTABLE. A DIFERENCIA DEL SÍNDROME CORONARIO CRÓNICO, EL AGUDO IMPLICA UN ELEVADO RIESGO PARA LA VIDA DE LA PERSONA.

Los factores de riesgo coronarios

Hemos mencionado que la causa de la enfermedad coronaria es la formación de una placa de ateroma que obstruye el flujo en forma estable o tras sufrir un accidente de placa. Cualquier individuo puede desarrollar enfermedad coronaria y, de hecho, la mayoría de las personas mayores tienen placas de ateroma en sus arterias coronarias (aunque esto no implica, necesariamente, que desarrollen síntomas de la enfermedad o mueran a causa de ella). En ese sentido, podemos decir, entonces, que uno de los principales factores que influyen en el desarrollo de la enfermedad coronaria es la **edad**. Los varones la desarrollan a más temprana edad que las mujeres, por lo tanto, el **sexo masculino** también es un factor de mayor riesgo para desarrollar enfermedad coronaria.

Las personas mayores y los varones tienen mayor riesgo de desarrollar enfermedad coronaria.

El **tabaquismo** es uno de los principales factores de riesgo para desarrollar enfermedad coronaria. Fumar siempre implica mayor riesgo, incluso cuando la persona fuma uno o dos cigarrillos por día. El tabaquismo pasivo (estar en un ambiente donde se fuma, aunque uno no fume) también determina un mayor riesgo. Las personas que fuman tienen el doble de riesgo de sufrir un infarto y cinco veces más riesgo de tener muerte súbita que las que no fuman. Entre un 25% y un 40% de las muertes por enfermedad coronaria están relacionadas con el cigarrillo. Dejar de fumar para disminuir la posibilidad de desarrollar esta enfermedad es fundamental ya que al cabo de diez años de haber abandonado la persona tiene el mismo riesgo que si no hubiera fumado.

La **hipertensión arterial**, el **colesterol alto** y la **diabetes** también son factores de riesgo para desarrollar enfermedad coronaria. En cuanto al colesterol, los valores que más influyen en el riesgo coronario son un subtipo de colesterol llamado de baja densidad, conocido por su sigla en inglés: **LDL** (también llamado comúnmente colesterol "malo", en el sentido de que cuanto más elevado mayor es el riesgo) y el subtipo de alta densidad, la **HDL** (conocido comúnmente como colesterol "bueno", o protector, en el sentido de que cuanto más elevado menor es el riesgo).

El tabaquismo, la hipertensión arterial, un valor elevado de LDL, un valor bajo de HDL y la diabetes son factores de riesgo para desarrollar enfermedad coronaria. A diferencia de la edad y el sexo, son factores que pueden modificarse si la persona lo desea o puede (en la página 53 desarrollamos con mayor profundidad este tema).

Existen otros factores de riesgo de menor jerarquía que pueden definirse como predisponentes (porque empeoran el riesgo de los factores más importantes, descriptos arriba). Estos son: la obesidad, el sedentarismo, tener un familiar de sexo masculino que haya desarrollado enfermedad coronaria antes de los 45 años o de sexo femenino antes de los 55 años y determinados factores psicosociales tales como el estrés, la pérdida del cónyuge o de un hijo, la pérdida del trabajo o de la vivienda, la crisis económica, la mudanza no deseada y la personalidad extremadamente responsable y obsesiva.

LOS FACTORES DE RIESGO CORONARIOS (TAMBIÉN CONOCIDOS COMO FACTORES DE RIESGO VASCULAR O CARDIOVASCULAR) SON CONDICIONES O CARACTERÍSTICAS QUE UNA PERSONA TIENE Y QUE SE ASOCIAN CON UN MAYOR RIESGO DE DESARROLLAR ENFERMEDAD CORONARIA. CONOCERLOS Y DISMINUIRLOS AYUDA SENSIBLEMENTE A REDUCIR EL RIESGO DE DESARROLLAR ENFERMEDAD CORONARIA EN EL FUTURO. TENERLOS NO IMPLICA, NECESARIAMENTE, DESARROLLAR ENFERMEDAD CORONARIA, ASÍ COMO NO TENERLOS NO EXCLUYE LA POSIBILIDAD DE ENFERMARSE. NO OBSTANTE, CADA UNO DE ELLOS, Y SOBRE TODO LA SUMA DE VARIOS DE ELLOS JUNTOS, AUMENTA NOTABLEMENTE EL RIESGO.

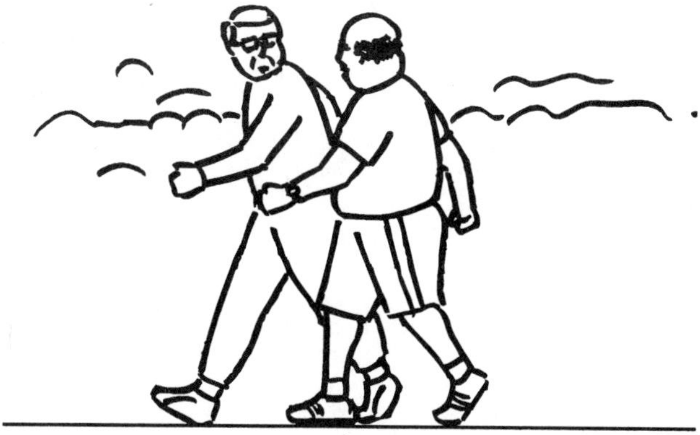

—ESTOY INTENTANDO HACER ALGUNOS CAMBIOS: DEJÉ DE FUMAR Y SALGO A CAMINAR TRES VECES POR SEMANA...

Las perspectivas de las personas con enfermedad coronaria

Este libro está destinado particularmente a las personas que tienen enfermedad coronaria y a sus familiares (aunque creemos que también puede ser útil para el personal de la salud que no está especializado en esta enfermedad). Sabemos que hemos utilizado (y utilizaremos) una terminología un poco compleja para quienes no son médicos, pero creemos que vale la pena interiorizarse en ella para comprender mejor la enfermedad. No obstante, más allá de las dificultades de comprensión que pueda tener este libro, queremos dar aquí un mensaje alentador: la enfermedad coronaria es, probablemente, una de los problemas de salud cuyo pronóstico (perspectiva de vivir más años y con buena calidad de vida) más ha mejorado en estos últimos años. Esto se debe a que hemos avanzado mucho en su prevención, en su diagnóstico y en su tratamiento, lo que ha determinado que una persona que sufre un infarto a los 60 años tiene hoy muchas más posibilidades de vivir muchos años y con muy buena calidad de vida que alguien de igual edad que hubiese padecido el mismo infarto veinte años atrás.

EN LA ACTUALIDAD, LAS PERSPECTIVAS DE SEGUIR VIVIENDO Y CON BUENA CALIDAD DE VIDA DE LAS PERSONAS CON ENFERMEDAD CORONARIA SON MUY ALENTADORAS.

LA CONSULTA CON EL MÉDICO

CUANDO UNA PERSONA TIENE O HA TENIDO DOLOR DE PECHO ES MENESTER CONSULTAR A UN MÉDICO. ESTA CONSULTA IDEALMENTE DEBERÍA REALIZARSE EN UNA GUARDIA YA QUE LOS SÍNDROMES CORONARIOS AGUDOS REPRESENTAN UNA URGENCIA MÉDICA. NO OBSTANTE, HAY VECES QUE LAS PERSONAS CONSULTAN CON SU MÉDICO EN EL CONSULTORIO, O EN UNA SALA DE PRIMEROS AUXILIOS, O EN SU CASA.

El profesional, mediante el interrogatorio, el examen físico y algunos estudios complementarios, intentará definir si el dolor es de origen coronario y, en el caso de que lo sea, precisar la magnitud de la enfermedad coronaria. Cuando por el interrogatorio el médico determina que probablemente se trate de un síndrome coronario crónico, los estudios complementarios pueden realizarse en forma programada; por el contrario, si el médico cree que se trata de un síndrome coronario agudo la persona debe ser internada para completar su evaluación y, eventualmente, iniciar un tratamiento. Cabe mencionar que una característica bastante típica de la enfermedad coronaria es que cuando la persona consulta no suele tener dolor en ese momento ya que la mayoría de los dolores coronarios suelen durar algunos minutos.

El diagnóstico de la enfermedad coronaria abarca muchos aspectos. No forma parte del objetivo de este libro explicarlo con detenimiento ya que esa es tarea del médico. Aquí simplemente daremos algunos lineamientos.

El interrogatorio

Ante una consulta por dolor de pecho el médico indagará a la persona acerca de las características del síntoma. Para ello, le hará preguntas intentando establecer la cualidad, la localización, la intensidad, la irradiación y la temporalidad (duración, frecuencia de aparición, etc.) del dolor. También le peguntará si el dolor se acompaña de otro síntoma (falta de aire, palpitaciones, mareos, etc.), en qué circunstancias aparece (actividad física, relaciones sexuales, trabajo vigoroso, cambios posturales, estrés, emociones, inspiración profunda, etc.) y cuándo desaparece (con el reposo, con algún medicamento, etc.). Además, repasará los antecedentes médicos de la persona. Como hemos dicho, el hecho de que un individuo fume y/o tenga diabetes, hipertensión arterial, hipercolesterolemia y/o padres o hermanos con enfermedad coronaria aumenta la probabilidad de que tenga la enfermedad.

EL INTERROGATORIO SIGUE SIENDO LA HERRAMIENTA MÁS IMPORTANTE PARA EL DIAGNÓSTICO DE LA ENFERMEDAD CORONARIA. POR ESO, ES FUNDAMENTAL CONTAR CON UN MÉDICO QUE SEPA ESCUCHAR E INTERPRETAR EL RELATO DE LA PERSONA QUE CONSULTA.

El examen físico

El examen físico de las personas que consultan porque tienen o han tenido un dolor de origen coronario suele aportar poca información complementaria ya que habitualmente es normal. Sin embargo, es muy importante realizarlo ya que permite diagnosticar otras enfermedades o dolores de origen no cardiológico. Para ello, el médico generalmente palpa el tórax intentando reproducir el dolor, toma la presión y el pulso y ausculta el corazón y los pulmones.

Los estudios complementarios

Electrocardiograma (ECG)

El ECG suele alterarse en el momento en que la persona tiene sufrimiento cardíaco (isquemia) y puede volver a la normalidad cuando este ha pasado, o bien quedar modificado durante un tiempo o para siempre. Por lo tanto, el ECG tiene un **papel fundamental en el diagnóstico** y seguimiento de las personas con síndromes coronarios agudos ya que si se lo realiza en el mismo momento en el que transcurren los síntomas en la mayoría de los casos es posible observar alteraciones que sugieren el diagnóstico. En las personas con angor crónico el ECG puede ser normal o bien aportar información sobre infartos antiguos.

EL ECG ES FUNDAMENTAL PARA EL DIAGNÓSTICO DE LA ENFERMEDAD CORONARIA. LA MAYORÍA DE LAS PERSONAS A LAS QUE SE LES REALIZA UN ECG EN EL MOMENTO EN EL QUE TIENEN DOLOR CORONARIO TIENEN ALTERADO EL ECG. POR OTRA PARTE, EL INFARTO AGUDO DE MIOCARDIO DEJA UNA "MARCA" EN EL ECG QUE QUEDA PARA TODA LA VIDA.

Análisis de sangre

Cuando una persona concurre a una guardia porque tiene o ha tenido dolor de pecho y el médico sospecha que este es de origen coronario, puede hacerse un análisis que permite detectar si el corazón ha sufrido (ha tenido isquemia). Este análisis se hace en una muestra común de sangre y consiste en medir algunas sustancias (CPK y troponinas) que suelen aumentar su concentración cuando el corazón ha sufrido o está sufriendo a causa de la isquemia coronaria. Estos análisis son útiles solamente en los momentos (horas y algunos días) cercanos al evento isquémico ya que luego vuelven a la normalidad.

LOS ANÁLISIS DE SANGRE SON MUY IMPORTANTES PARA DIAGNOSTICAR LA ENFERMEDAD CORONARIA EN LA GUARDIA.

Pruebas funcionales

Como hemos mencionado, el ECG y el análisis de sangre son muy útiles en la guardia, cuando se sospecha que la persona está cursando un síndrome coronario agudo. Aquí describiremos otros estudios que permiten establecer con más claridad si los síntomas referidos por la persona se deben a enfermedad coronaria y que también sirven para cuantificar la magnitud (y con ello el pronóstico) de la enfermedad. Estas pruebas se realizan en forma ambulatoria en las personas con un síndrome coronario crónico o bien durante la internación de una persona que ha sufrido un síndrome coronario agudo. No pueden realizarse en una guardia sino que se hacen en forma programada.

Las pruebas funcionales se usan para registrar cómo trabaja el corazón cuando es sometido a un esfuerzo y, de ese modo, detectar si alguna zona trabaja mal, o menos, porque el oxígeno que le llega le resulta insuficiente para el esfuerzo que está haciendo. En otras palabras, para definir si el corazón sufre (tiene isquemia) ante el esfuerzo (por eso estas pruebas también se conocen como "pruebas evocadoras de isquemia").

LAS PRUEBAS FUNCIONALES SIRVEN PARA DEFINIR SI HAY ENFERMEDAD CORONARIA Y EVALUAR QUÉ PARTE DEL CORAZÓN ESTÁ AFECTADA.

La prueba funcional más utilizada es la **ergometría** (también conocida como prueba ergométrica graduada o PEG). En ella, se le pide a la persona que camine en una cinta sin fin, o que pedalee en una bicicleta fija, mientras se aumenta gradualmente la intensidad del esfuerzo hasta llegar al máximo que tolere en alrededor de 10 a 12 minutos. La persona debe referir si le duele el pecho (angor) o le falta el aire y esto se correlaciona con lo que ocurre con el ECG ya que durante toda la prueba se realiza un ECG constante cuyo trazado permite evaluar si el corazón tiene isquemia cuando se somete al esfuerzo. También se registran la frecuencia cardíaca y la presión arterial.

La ergometría también es muy útil para orientar al médico sobre el estado de entrenamiento de su paciente, lo que le permite indicar con precisión los niveles de ejercicio y esfuerzo que podrá desarrollar.

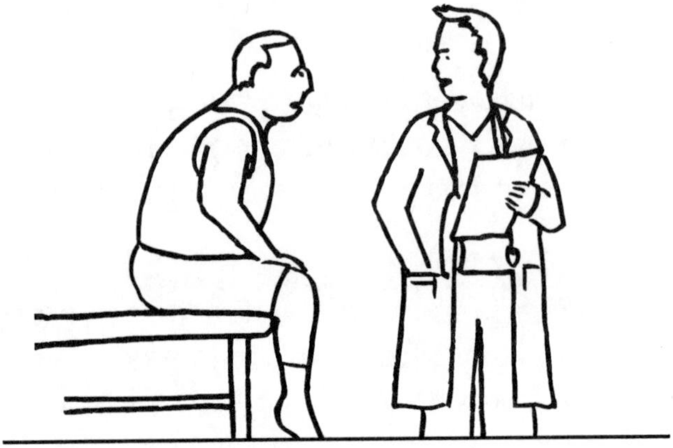

—POR LO QUE USTED ME CUENTA, ESTE DOLOR PODRÍA SER DE CAUSA CORONARIA. VAMOS A TENER QUE HACER UNA ERGOMETRÍA.

Otra prueba funcional utilizada frecuentemente es la **prueba de perfusión en esfuerzo y reposo con talio** o tecnecio radiactivo (por eso esta prueba también se conoce como "medicina nuclear" o **cámara gamma**). Es similar a la ergometría pero aquí además se le administra un radioisótopo (talio o tecnecio) a la persona por vía endovenosa que es captado por las células del corazón a través de la circulación coronaria. Mediante una cámara gamma es posible registrar en imágenes la distribución del radioisótopo en el miocardio durante el ejercicio (esfuerzo) y luego de algunas horas (reposo). Esta prueba suele utilizarse cuando la ergometría no es contundente o cuando la persona tiene alteraciones en el ECG que impiden la adecuada interpretación de la ergometría. Las imágenes de la prueba con talio o tecnecio pueden ser planas e interpretarse visualmente (estudio convencional) o tridimensionales e interpretarse con la asistencia de una computadora (este estudio se conoce como **SPECT**).

Cuando no es posible que la persona realice un esfuerzo (caminar o andar en bicicleta fija) debido a limitaciones físicas (por ejemplo, artrosis de cadera) puede administrarse un medicamento por vía endovenosa que hace que el corazón trabaje más (como si la persona estuviera caminando rápido o corriendo, cuando en realidad permanece recostada, en reposo). Estos estudios se llaman **pruebas funcionales con apremio farmacológico**. En ellas se evalúan el estado de la persona y el trabajo cardíaco de forma similar que en las otras pruebas y se observa el corazón mediante una cámara gamma o una ecografía (esta última prueba se conoce como "ecocardiografía de estrés" o "eco-dobutamina" dado que este es el nombre de la droga empleada para aumentar el trabajo cardíaco).

Coronariografía

La **coronariografía**, también conocida como angiografía coronaria, cinecoronariografía o **cateterismo** es un estudio por imágenes que permite visualizar, mediante una sustancia de contraste, la anatomía de las arterias coronarias. A diferencia de las pruebas funcionales, este es un estudio considerado "invasivo", porque se realiza bajo anestesia local y debe realizarse una punción en una arteria (llamada vía de acceso) a través de la cual se inserta un catéter (un tubo fino) que llega hasta el corazón. La vía de acceso más utilizada es la arteria femoral (ubicada en la ingle), pero también hay otras, como la arteria radial (ubicada en la muñeca) o la arteria humeral (ubicada en el pliegue del codo). En la vía de acceso se coloca un introductor y a través de éste se pasa un catéter que se va desplazando por la arteria hasta llegar al corazón. El introductor es un tubo de 12 a 30 cm de largo, de paredes muy finas, a través del cual pasa un catéter de 90 a 120 cm de largo. Una vez que la punta del catéter llega al origen de las arterias coronarias se inyecta una sustancia de contraste que permite visualizar por rayos X las características de cada arteria, si tienen obstrucciones y cuántas y cómo son. Las imágenes obtenidas se guardan para evaluarlas en detalle luego del procedimiento. Una vez finalizado el estudio se retiran el catéter y el introductor y se comprime el sitio de la punción durante unos minutos, permitiendo que se forme un coágulo (un pequeño tapón creado por el organismo), sin necesidad de realizar puntos de sutura. Después del procedimiento la persona debe permanecer unas horas en reposo antes de ser dada de alta. Durante el cateterismo también se puede evaluar el funcionamiento del corazón y realizar tratamientos (ver más adelante: angioplastia).

La coronariografía representa el estudio más sensible y específico para confirmar o descartar la presencia de enfermedad coronaria (de hecho, se considera el estudio definitivo, es decir: aquel que "le pone el sello a la enfermedad").

El cateterismo es un procedimiento de bajo riesgo. No obstante, al tratarse de un estudio invasivo no está exento de complicaciones. Por lo tanto, no se usa de rutina y su realización debe ser decidida por el médico. La complicación más común es el sangrado y/o la formación de hematomas en el sitio de la punción. Entre las complicaciones más serias, aunque muy poco frecuentes (menos del 1% de los casos) se encuentran la producción de un accidente cerebrovascular, de un infarto de miocardio o de arritmias y, muy raramente, la muerte (en menos del 0.1% de los casos).

EL CATETERISMO ES UN ESTUDIO QUE PROVEE UNA INFORMACIÓN ANATÓMICA DETALLADA DE LAS ARTERIAS CORONARIAS Y DEFINE LA DISTRIBUCIÓN Y SEVERIDAD DE SUS LESIONES. ADEMÁS, PERMITE REALIZAR MEDICIONES QUE SIRVEN PARA EVALUAR CÓMO FUNCIONA EL CORAZÓN.

Otros estudios

El **ecocardiograma** (ecografía del corazón) es un estudio no invasivo que, utilizando ultrasonido, permite construir la imagen del corazón en movimiento, pudiendo evaluar cómo se contrae el músculo y cómo funcionan las válvulas cardíacas. De este modo puede detectarse un área inmóvil o menos móvil del miocardio, correspondiente a un infarto. Es muy común que a las personas que han tenido un infarto se les realice un ecocardiograma con el objeto de evaluar el grado de compromiso del músculo cardíaco.

La tomografía helicoidal de 64 cortes (también conocida como angiotomografía o angio TAC) y la resonancia magnética nuclear (RMN) son estudios por imágenes no invasivos que permiten visualizar con un alto grado de detalle el músculo cardíaco y las arterias coronarias. Se realizan en centros de alta complejidad y su uso está reservado para determinados casos que define el cardiólogo.

Comentario acerca de la consulta con el médico en la enfermedad coronaria

Las herramientas mencionadas en este capítulo (interrogatorio, pruebas funcionales, etc.) se utilizan tanto para hacer el diagnóstico de la enfermedad coronaria como para monitorizar su evolución. Si bien la palabra "infarto" es la más asociada por la mayoría de la gente con esta entidad, vale la pena mencionar que la enfermedad coronaria es también un problema crónico (habitualmente con episodios de agudización); es decir, muchas personas conviven con ella y por lo tanto se deben realizar estudios periódicamente, sobre todo cuando aparecen síntomas.

EL TRATAMIENTO

Como mencionamos, si bien los síndromes coronarios agudos son de los que más se habla (*"me fui urgente al hospital porque mi padre tuvo un infarto y lo internaron en Unidad Coronaria"*), la enfermedad coronaria es mayormente un problema de salud crónico. Por lo tanto, las personas que tienen angor crónico estable o que han tenido un síndrome coronario agudo y ya están de alta deben recibir un tratamiento durante toda la vida.

A continuación describiremos los **tratamientos disponibles** que se utilizan para las personas que tienen **angor crónico** estable o que han sufrido **un síndrome coronario agudo y ya están de alta** (al final del capítulo haremos un breve comentario acerca del tratamiento de los síndromes coronarios agudos).

UNO DE LOS OBJETIVOS DEL TRATAMIENTO ES QUE LA PERSONA NO TENGA SÍNTOMAS Y PUEDA REALIZAR SUS ACTIVIDADES COTIDIANAS LO MÁS NORMALMENTE POSIBLE Y EN FORMA SEGURA. OTRO OBJETIVO FUNDAMENTAL ES PREVENIR LA APARICIÓN DE SÍNDROMES CORONARIOS AGUDOS Y COMPLICACIONES (ENTRE ELLAS, LA MÁS IMPORTANTE ES LA INSUFICIENCIA CARDÍACA) YA QUE AMBOS EMPEORAN

SIGNIFICATIVAMENTE EL PRONÓSTICO Y AUMENTAN LA MORTALIDAD.

El tratamiento ayuda a reducir las complicaciones y aumenta la expectativa de vida de las personas con enfermedad coronaria. En ese sentido, vale la pena recordar que en 1980 una persona que sufría un infarto de miocardio tenía 30% de riesgo de sufrir una complicación grave en el corto plazo mientras que en la actualidad, con los tratamientos disponibles, dicho riesgo descendió al 5%.

Medidas generales

Las medidas generales se basan fundamentalmente en el cambio del estilo de vida. Una vez que una persona sabe que tiene enfermedad coronaria es muy importante que realice actividad física regular y sostenida, que controle los eventuales factores de riesgo coronario modificables (tabaquismo, hipertensión arterial y colesterol alto), que evite las situaciones que puedan provocar síntomas, como el estrés emocional, la actividad física excesiva, la ingesta copiosa y compulsiva de alimentos, así como cualquier actividad que le provoque dolor de pecho. En ese sentido, es importante saber que si aparece angor la persona debe detener completamente el esfuerzo y eventualmente utilizar un medicamento que el médico probablemente le dio para esos episodios (estos remedios se llaman nitritos, se describen más adelante y ayudan a que el episodio de dolor de pecho ceda más rápidamente).

Actividad física

> **LA ACTIVIDAD FÍSICA ES UNA DE LAS HERRAMIENTAS MÁS IMPORTANTES PARA PREVENIR EL AVANCE DE LA ENFERMEDAD CORONARIA, ASÍ COMO DISMINUIR SUS COMPLICACIONES Y LOS SÍNTOMAS.**

Es habitual que una persona que ha tenido un infarto o un dolor de pecho coronario (angor) tienda a limitar en forma desproporcionada su actividad habitual; sin embargo, está claramente demostrado que retomar de manera gradual la actividad física de acuerdo a las indicaciones del médico, o comenzar a hacer actividad física si no se hacía antes, no solo no es peligroso sino que mejora sensiblemente el pronóstico de la enfermedad. La actividad física más recomendada es la caminata, el trote suave, la bicicleta y la natación, sin embargo, en base a los resultados de las pruebas funcionales el médico podrá decirle a cada paciente qué tipo e intensidad de actividad física puede realizar ya que en muchos casos las personas pueden desarrollar actividades físicas más intensas, pero idealmente no excesivas.

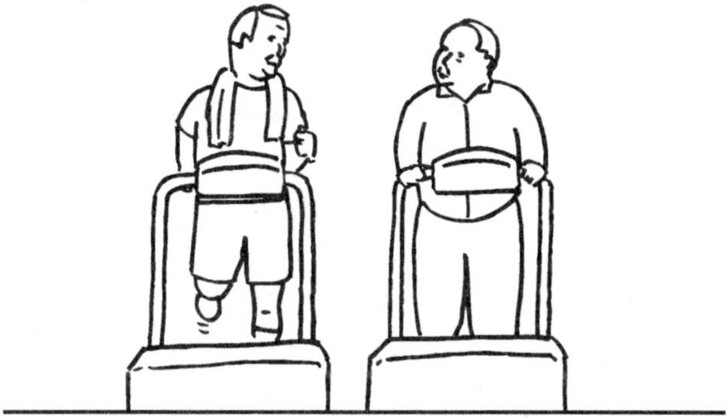

–¿Pero vos no tuviste un infarto?
–Sí, pero con cuidados y medicación pude retomar mis ejercicios.

Abandono del tabaco

Dejar de fumar es una medida fundamental para evitar la progresión de la enfermedad coronaria.

Seguir fumando después de haber tenido un infarto está asociado con una mortalidad mayor al 50% a los cinco años. Existe una relación muy clara entre el riesgo de muerte cardiovascular y el número de cigarrillos consumidos.

Este riesgo desaparece después de tres a cinco años de haber abandonado el hábito.

DEJAR DE FUMAR PUEDE SER SENCILLO O MUY DIFÍCIL. HAY QUIENES LUEGO DEL DIAGNÓSTICO NO VUELVEN A FUMAR UN CIGARRILLO Y HAY QUIENES TIENEN MUCHAS DIFICULTADES PARA DEJAR DE LADO LA ADICCIÓN. PARA ESTOS CASOS EXISTEN TRATAMIENTOS ESPECÍFICOS CON REMEDIOS QUE FACILITAN LA TAREA, PERO EL PRINCIPAL PREDICTOR DEL ÉXITO ES QUE LA PERSONA ESTÉ CONVENCIDA DE DEJAR.

Vale la pena recordar que el tabaquismo pasivo (la permanencia en un ambiente en el que otras personas fuman) muchas veces no es tenido en cuenta y que la exposición al humo también aumenta el riesgo de progresión de la enfermedad hasta en un 30%.

Rehabilitación cardiovascular

En algunas instituciones de salud (hospitales, clínicas, etc.) existen programas de reacondicionamiento físico (se llaman **programas de rehabilitación cardiovascular**) especialmente dirigidos a las personas con enfermedad coronaria. Estos programas las ayudan a conocer mejor su enfermedad, a controlar mejor los síntomas, a cumplir los tratamientos, a adoptar las medidas preventivas y a realizar cambios en el estilo de vida. Además, el intercambio con personas con el mismo problema ayuda a aceptar mejor la enfermedad y facilita el desarrollo de redes de apoyo que incluyen a la familia. En todos estos programas hay grupos donde un profesor de educación física coordina y enseña rutinas de ejercicio físico controlado cuyo beneficio ha sido bien documentado. Algunos programas suelen contar con grupos para cesación del tabaquismo y/o de apoyo psicológico. Si bien no todos los programas son iguales ni funcionan de la misma manera, se ha visto que las personas que aceptan concurrir a ellos tienen un mejor pronóstico y suelen cumplir mejor los tratamientos.

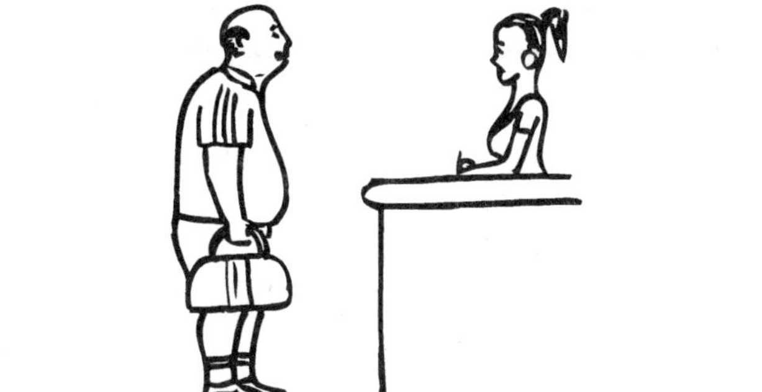

–¿El gimnasio dónde queda?

Medicamentos

Aspirina

La aspirina actúa sobre las plaquetas (pequeños elementos que participan en la coagulación de la sangre) inhibiendo la formación de coágulos que pueden obstruir las arterias coronarias. (El término médico de esta acción farmacológica es "antiagregante plaquetario").

LA ASPIRINA ES UNO DE LOS REMEDIOS MÁS EFICACES PARA PREVENIR EL AVANCE DE LA ENFERMEDAD CORONARIA EN LAS PERSONAS ENFERMAS (Y TAMBIÉN EN AQUELLAS CON MUY ALTO DE RIESGO DE ENFERMARSE).

Se utiliza en forma de comprimidos, en dosis de 81 a 325 mg por día, en una única toma diaria. La aspirina suele ser muy bien tolerada y la mayoría de las personas con enfermedad coronaria se acostumbran a tomar un comprimido por día durante toda la vida. En algunos casos puede producir dolor de estómago, acidez o sangrados. Las personas con problemas hepáticos severos, úlceras gastroduodenales o antecedentes de sangrados importantes no pueden utilizar este medicamento.

Quienes no pueden tomar aspirina o son alérgicas a esta droga pueden usar clopidogrel. Este medicamento tiene la misma acción que la aspirina (antiagregante plaquetario) y se utiliza siempre en las personas a las que se le ha colocado un *stent* (ver luego). También se lo utiliza combinado con aspirina en aquellos que han tenido un síndrome coronario agudo reciente. Su principal desventaja es que es costoso.

Estatinas

LAS ESTATINAS SON UN GRUPO DE MEDICAMENTOS QUE SIRVEN PRINCIPALMENTE PARA BAJAR EL COLESTEROL EN LA SANGRE, PERO ADEMÁS INHIBEN LA COMPLICACIÓN DE LAS PLACAS DE ATEROMA, LO QUE DETERMINA QUE SEAN MUY EFICACES PARA DISMINUIR LA PROGRESIÓN DE LA ENFERMEDAD CORONARIA.

El objetivo de los médicos es que las personas que tienen enfermedad coronaria tengan valores de LDL (colesterol "malo") menores de 100 mg/dl (en algunas personas el objetivo es que sean menores a 70 mg/dl). Para lograrlo es preciso modificar la dieta, hacer actividad física y utilizar la medicación.

Las estatinas que más se usan son la simvastatina, la atorvastatina y la rosuvastatina. Se toman en forma de comprimidos, una vez por día, y la dosis depende de cada persona y es ajustada por el médico según cada caso. En principio, las estatinas deberían tomarse toda la vida. Generalmente son bien toleradas, pero hay algunas personas que tienen dolores musculares y no las toleran. En estos casos pueden usarse otros remedios para bajar el colesterol, pero que no son tan eficaces como las estatinas.

Antianginosos

Los antianginosos son medicamentos muy útiles para prevenir la aparición del dolor de pecho y también para aliviarlo cuando aparece. Las tres clases de antianginosos utilizados son los betabloqueantes, los bloqueantes cálcicos y los nitritos.

Betabloqueantes (atenolol, carvedilol, nebivolol, metoprolol y bisoprolol): reducen la frecuencia cardíaca, la presión arterial, los episodios de dolor de pecho y el riesgo de infarto y muerte en las personas con enfermedad coronaria. Pueden tomarse una o dos veces por día y la dosis la regula el médico. Suelen ser bien tolerados. Los efectos adversos más frecuentes con este tipo de medicamentos son: fatiga muscular, hipotensión, obstrucción de los bronquios, empeoramiento del asma (en las personas que tienen esta enfermedad) y disfunción sexual. Estos medicamentos deben tomarse todos los días y no pueden suspenderse en forma repentina: por eso, es conveniente que la persona que los usa tenga siempre una caja extra para continuar con el tratamiento cuando se le acaba la otra.

LOS BETABLOQUEANTES SON LOS ANTIANGINOSOS MÁS UTILIZADOS.

Bloqueantes cálcicos (diltiazem, verapamilo y amlodipina): estos medicamentos, que se presentan en comprimidos, poseen efecto antianginoso en todas las personas con enfermedad coronaria, pero su máxima utilidad se logra en aquellas que tienen dolor de pecho no solo ante el ejercicio sino también ante otros factores como las emociones, las bajas temperaturas y las comidas. Los bloqueantes cálcicos pueden producir efectos adversos como dolor de cabeza, edema en las piernas, palpitaciones y constipación.

Nitritos (mononitrato de isosorbide, dinitrato de isosorbide y nitroglicerina): son los medicamentos más antiguos para el tratamiento de la enfermedad coronaria. Son muy eficaces para el tratamiento del dolor coronario y mejoran la tolerancia a la actividad física pero, a diferencia de los betabloqueantes, no modifican el riesgo de infarto y muerte y por eso se usan solamente para mejorar la calidad de vida. Tienen diferente velocidad de acción según se utilicen como comprimidos orales, comprimidos sublinguales o parches. Los nitritos pueden usarse todos los días en forma de comprimidos o parches, o bien en forma de comprimidos sublinguales en el momento de la aparición del dolor (en personas que regularmente toman otros medicamentos, como por ejemplo, betabloqueantes) o para evitar dolores previsibles (la persona se coloca el comprimido debajo de la lengua cinco minutos antes de comenzar una actividad que precipita el dolor de pecho).

A DIFERENCIA DE LOS BETABLOQUEANTES Y LOS BLOQUEANTES CÁLCICOS, QUE SE TOMAN TODOS LOS DÍAS, LOS NITRITOS SON LOS ÚNICOS ANTIANGINOSOS QUE PUEDEN USARSE "A DEMANDA", ES DECIR, CUANDO APARECE UN DOLOR DE PECHO O PARA EVITAR DOLORES PREVISIBLES (EL USO A DEMANDA ES EXCLUSIVO DE LOS COMPRIMIDOS SUBLINGUALES).

Los nitritos pueden provocar disminución de la presión arterial, enrojecimiento facial y dolor de cabeza como efectos adversos. Un problema frecuente es que si se los usa regularmente puede desarrollarse tolerancia y la persona requiere dosis progresivamente mayores para lograr el mismo efecto antianginoso. Los nitritos no pueden usarse junto con la ergotamina (un remedio usado para los dolores de cabeza) ni con el sildenafil (usado para la disfunción sexual eréctil).

Inhibidores de la enzima convertidora de angiotensina (IECA)

LOS IECA DISMINUYEN LA PROGRESIÓN DE LA ENFERMEDAD CORONARIA Y SUS COMPLICACIONES, TANTO EL INFARTO COMO LA MUERTE DE ORIGEN CARDÍACO.

Los IECA más usados son el **enalapril**, el ramipril y el perindopril. La dosis se decide según criterio médico y los comprimidos se toman una o dos veces por día. Pueden producir efectos adversos como cefalea, cansancio, calambres y alteraciones de la función renal (sobre todo cuando se usan junto con diuréticos), pero el más habitual y molesto es la tos irritativa.

Si una persona tiene tos por IECA se le puede ofrecer un grupo de medicamentos conocidos como inhibidores de los receptores AT II (losartan, valsartan, ibesartan, telmisartan y olmesartan) que tienen un efecto similar a los IECA pero no producen tos. Pueden producir sensación de inestabilidad, erupción cutánea y alteraciones renales como efectos adversos.

Por último, cabe mencionar que el enalapril es, junto con los diuréticos, uno de los remedios más utilizados para el tratamiento de la hipertensión arterial.

El uso de la medicación

Tal como hemos mencionado, debido a que la enfermedad coronaria es un problema de salud crónico (no se cura, sino que se controla), una vez establecido el diagnóstico se recomienda tomar los medicamentos mencionados durante toda la vida. La medicación ayuda, sobre todo, a frenar la progresión de la enfermedad y a evitar complicaciones tales como el infarto y la muerte de causa cardíaca.

Cada persona con enfermedad coronaria debe seguir las indicaciones de su médico con respecto a qué remedios tomar, en qué dosis y con qué frecuencia. De todos modos, es bueno saber que actualmente la mayoría de estas personas reciben aspirina, una estatina, betabloqueantes e IECA, lo que implica tomar cuatro remedios distintos. Si bien a algunas personas esto le parece mucho, debemos decir que el efecto conjunto de estas drogas es muy beneficioso y que generalmente no hay problemas en tomarlos juntos ya que no existen interacciones entre ellos. Estos remedios pueden tomarse en cualquier momento del día, pero en general la primera hora de la mañana es el mejor horario para evitar los olvidos, aunque algunos medicamentos, como la simvastatina, son más eficaces si se toman por la noche y por eso es preferible que el médico arme con cada paciente el cronograma más cómodo y beneficioso para la toma de la medicación.

ACTUALMENTE A LA MAYORÍA DE LAS PERSONAS QUE TIENEN ENFERMEDAD CORONARIA SE LES RECOMIENDA QUE TOMEN POR LO MENOS CUATRO REMEDIOS DURANTE TODA LA VIDA.

Cabe mencionar que los betabloqueantes y los IECA también se utilizan para controlar la presión arterial en las personas hipertensas, sin embargo, aunque la persona con enfermedad coronaria no tenga la presión alta igualmente se le recomienda que los tome ya que ambos demostraron disminuir el riesgo de infarto y de muerte. Lo mismo sucede con las estatinas, que se utilizan para bajar el colesterol, pero si una persona con enfermedad coronaria tiene colesterol y LDL normales igualmente se le recomienda que tome una estatina ya que esta droga mostró disminuir el riesgo de infarto aun en estos casos.

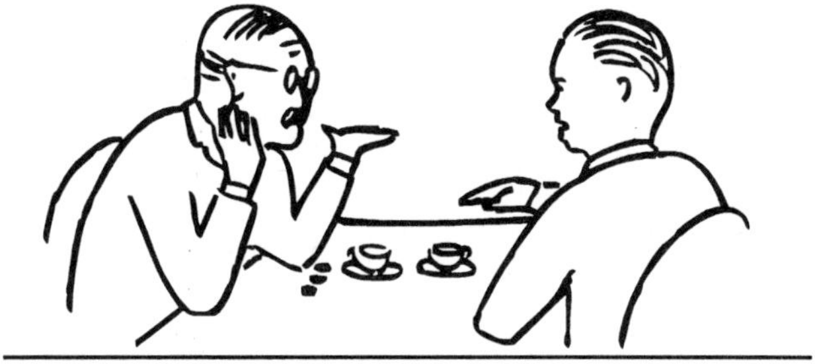

–¿NO SON MUCHOS REMEDIOS?
–YA ESTOY ACOSTUMBRADO. TOMO ESTOS TRES POR LA MAÑANA Y DOS POR LA NOCHE, Y ME SIENTO BIEN.

Procedimientos de revascularización

Los procedimientos de revascularización se utilizan para restablecer el flujo de sangre coronario y son básicamente dos: la angioplastia y la cirugía de puente coronario (también llamada *by pass*).

Angioplastia

LA ANGIOPLASTIA ES UN PROCEDIMIENTO QUE CONSISTE EN LA DILATACIÓN DE UNA ESTRECHEZ EN UNA O VARIAS ARTERIAS CORONARIAS (EL TÉRMINO MÉDICO PARA LA ESTRECHEZ ES "ESTENOSIS").

Para acceder al vaso comprometido, del mismo modo que para la angiografía, se realiza una punción con anestesia local en una arteria de la ingle (lo más habitual), la muñeca o el pliegue del brazo. Allí se coloca un introductor a través del cual se avanza un catéter (que sirve de guía) por la arteria aorta hasta llegar a la arteria coronaria que se quiere desobstruir (este catéter es muy similar al que se utiliza para la coronariografía). Por dentro del catéter guía, que es un tubo de paredes finas, se pasa un catéter mucho más fino que tiene un balón inflable en la punta. Una vez que el balón se ubica a nivel de la estrechez a tratar, se infla y presiona la placa de grasa y/o coágulos (ateroma) que queda impactada contra la pared de la arteria. De este modo, en casi la totalidad de las angioplastias se logra reducir la estrechez y se permite el adecuado pasaje de la sangre por la arteria coronaria que estaba obstruida. Una vez finalizada la tarea del balón, este se retira y se coloca otro catéter con balón en la punta, en el cual se encuentra "pegado" un *stent*.

El ***stent*** es una malla metálica que se adhiere sobre el balón de manera que, cuando se insufla, se desprende y queda impactado sobre la pared arterial. La función del *stent* es disminuir la posibilidad de que vuelva a producirse una estrechez (re-estenosis). Unas horas más tarde, se extrae el introductor del sitio de la punción y se comprime durante unos minutos, permitiendo que se forme un coágulo que evite los sangrados. Cuando se realiza una angioplastia la persona permanece internada en observación en una Unidad Coronaria durante las 24 horas siguientes.

Existen *stents* que luego de colocados liberan (algo así como un goteo) fármacos que disminuyen el riesgo de re-estenosis. Estos dispositivos se conocen como ***stents* liberadores de drogas** y el procedimiento para su colocación es el mismo que para el implante de un *stent* convencional.

Como los *stents* son metálicos favorecen la formación de coágulos. Por lo tanto, todas las personas a las que se les realiza una angioplastia deben recibir medicación que inhiba la formación de coágulos durante varios meses después del procedimiento (actualmente se usan el **clopidogrel** o el prasugrel).

La angioplastia es un procedimiento habitualmente seguro, pero no está exenta de riesgos. Además de las complicaciones ya mencionadas en relación con la coronariografía, durante la angioplastia muy raramente puede ocluirse una arteria o formarse un coágulo dentro del *stent*. En todos estos casos la persona debe ser sometida a una nueva angioplastia de urgencia y, muy excepcionalmente, a una cirugía de urgencia.

La angioplastia es un procedimiento muy utilizado actualmente para desobstruir una o varias arterias coronarias, lo que permite mejorar la circulación coronaria evitando la anestesia general y la cirugía cardíaca.

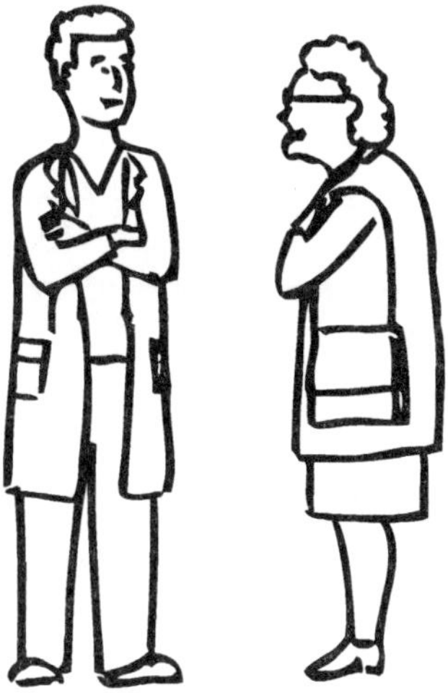

–¿Entonces no hace falta operar?

Cirugía de revascularización miocárdica

Consiste en la colocación de un puente (***by pass***) que pasa sobre la zona obstruida de la arteria coronaria. En una cirugía pueden colocarse uno o más puentes, según la cantidad de arterias afectadas. Los puentes se realizan con porciones de venas o arterias que se sacan de las piernas, los brazos o el tórax de la persona.

En los pacientes con muchas obstrucciones, mediante la cirugía se logra una revascularización más completa que con la angioplastia, una excelente mejoría de los síntomas y una muy buena sobrevida. Las principales desventajas de este procedimiento son que la persona es expuesta a una cirugía mayor, con una internación más prolongada y con potenciales complicaciones perioperatorias tales como arritmias, infecciones de la herida en el pecho y fiebre y dolor torácico persistente. Por otra parte, cabe mencionar que la cirugía no puede realizarse en el infarto agudo de miocardio, donde la angioplastia ha mostrado gran beneficio en cuanto a sobrevida y a disminución de accidentes cerebrovasculares.

El uso de los procedimientos de revascularización en la enfermedad crónica

Como veremos abajo, la angioplastia forma parte, hoy en día, del manejo habitual de muchos síndromes coronarios agudos. En cuanto al uso de los procedimientos de revascularización en la enfermedad crónica, estos suelen indicarse luego de que la persona ha sido estudiada con un cateterismo (ya sea porque no mejora pese al uso de la medicación o por otras razones) y se encuentran una o varias obstrucciones. De acuerdo con el tipo de lesiones, el cardiólogo decidirá qué tipo de procedimiento (angioplastia o cirugía) es el más adecuado para cada situación y consensuará la decisión con el paciente. Cabe mencionar que hay ocasiones en las que la angioplastia puede realizarse en el mismo momento en que se lleva a cabo el cateterismo diagnóstico.

ACTUALMENTE LOS PROCEDIMIENTOS DE REVASCULARIZACIÓN (SOBRE TODO LA ANGIOPLASTIA) FORMAN PARTE, JUNTO CON EL USO DE FÁRMACOS, DEL TRATAMIENTO HABITUAL DE LAS PERSONAS CON ENFERMEDAD CORONARIA.

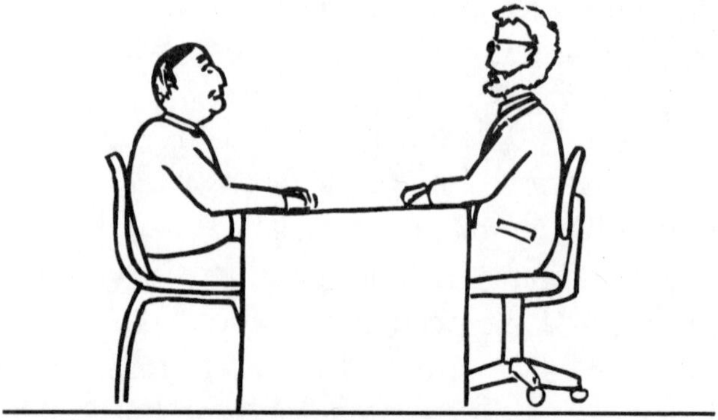

–¿Y LA ANGIOPLASTIA NO ES MEJOR?
–EN LOS CASOS COMO EL SUYO, LO RECOMENDABLE ES COMENZAR CON LOS MEDICAMENTOS Y VER CÓMO SIGUE. SI CON LA MEDICACIÓN NO ALCANZA, CONSIDERAREMOS OTRAS OPCIONES, COMO LA ANGIOPLASTIA.

Tratamiento del síndrome coronario agudo

Las personas que pueden estar sufriendo un síndrome coronario agudo deben recibir atención inmediata por parte del personal médico y de enfermería en un hospital ya que se deberá definir la gravedad y el riesgo del cuadro. Cuando una persona llega a una guardia con dolor de pecho debe ser atendida de prisa y acostada en una camilla; se le hace un ECG, se le saca sangre solicitando, entre otros dosajes, CPK y troponinas, se le deja una vía de acceso endovenoso y se le administra **aspirina** (162 a 325 mg) que deberá masticar y tragar; se le toma la presión arterial y si está normal o elevada se le administran nitritos sublinguales o endovenosos para intentar que el dolor ceda. Con el ECG y la evaluación inicial el médico decidirá si el cuadro es de mucha gravedad, con riesgo de daño irreversible del músculo cardíaco (infarto de miocardio) o riesgo de vida, en cuyo caso intentará enviar al paciente a realizar un cateterismo y una **angioplastia de urgencia**. Si el dolor de pecho es muy intenso y no cede con la administración de nitritos y el cuidado inicial, habrá que administrar un analgésico fuerte como la morfina y realizar un cateterismo de urgencia. Esta evaluación inicial debería realizarse dentro de los diez minutos de la llegada del paciente a la guardia del hospital.

Si cuando la persona consulta el dolor de pecho ya cedió y el ECG no muestra alteraciones de gravedad, el médico cuenta con más tiempo para realizar una cuidadosa evaluación del cuadro. Lo más probable es que la persona tenga angina inestable o haya tenido un pequeño infarto. En estos casos, el cateterismo podrá hacerse de manera diferida y el médico puede esperar el resultado del análisis de sangre.

Debido a que la mayoría de los síndromes coronarios agudos se producen por la formación de un coágulo que obstruye la llegada de la sangre al miocardio, en todos los casos se deben administrar drogas para licuar la sangre y disolver el coágulo. La primera que se utiliza es la aspirina, tal como ya se mencionó arriba. Otra medicación que muy probablemente use el médico es el clopidogrel. También suele usarse un anticoagulante llamado heparina que puede emplearse de modo subcutáneo, por vía intravenosa o bien durante el cateterismo coronario, según la preferencia del médico y la gravedad del cuadro.

LAS PERSONAS CON SÍNDROMES CORONARIOS AGUDOS DEBERÍAN ATENDERSE EN FORMA URGENTE EN LA GUARDIA DE UN HOSPITAL, DONDE SE LES DEBE REALIZAR EL DIAGNÓSTICO Y EL TRATAMIENTO EN FORMA PRECOZ. LOS CENTROS DE ATENCIÓN DE ESTOS PACIENTES DEBERÍAN CONTAR CON UNIDAD CORONARIA Y POSIBILIDAD DE REALIZAR CATETERISMOS Y ANGIOPLASTIAS DE URGENCIA. SI BIEN SON CUADROS PELIGROSOS PARA LA VIDA, EL TRATAMIENTO ADECUADO Y TEMPRANO DETERMINA QUE MUCHAS PERSONAS PUEDAN SOBREVIVIR.

EN EL CONSULTORIO

Jorge, de 63 años de edad, es fumador. Hace cuatro años su médico le detectó la presión arterial alta, razón por la cual le indicó que hiciera actividad física, que comiera con poca sal y que tomara enalapril. También volvió a recomendarle que dejara de fumar, pero Jorge no quiso (o no pudo). Jorge toma el remedio pero le cuesta cuidarse con la sal y no tiene tiempo de hacer ejercicio. Consulta a su médico porque en los últimos meses ha notado que cuando corre el colectivo o sube las escaleras a paso rápido tiene una molestia en el pecho que describe como un peso o un dolor suave. Jorge dice que si para de correr o de subir la molestia se va en seguida y que últimamente ha dejado de hacer algunas tareas que le demandan mayor esfuerzo por temor a que el dolor vuelva a aparecer. El médico revisa a su paciente y el examen físico es normal.

Jorge describe un dolor de pecho que los médicos llamamos "típico". Esto quiere decir que reúne las características típicas del dolor de origen coronario: se ubica en el tórax, es opresivo (como un peso), aparece con la actividad física y cede con el reposo. Estas características, asociadas con la edad de Jorge, el tabaquismo y la hipertensión arterial, permiten hacer el diagnóstico de enfermedad coronaria. En este caso parece tratarse de una angina crónica estable. Es probable que su médico le solicite una prueba funcional con el objetivo de certificar el diagnóstico y evaluar cómo responde el corazón ante los esfuerzos. Si la prueba funcional muestra que el corazón sufre isquemia con el ejercicio, el médico le indicará aspirina, estatinas y un antianginoso. Es muy importante que Jorge deje de fumar y que una vez controlados los síntomas comience a realizar ejercicio en forma regular. El inicio de la actividad física debe ser gradual y en base a lo que Jorge tolere. El enalapril deberá seguir tomándolo. Si con estas medidas Jorge deja de tener molestias ante los esfuerzos, el médico lo evaluará periódicamente y en principio no será necesario realizar una coronariografía o una angioplastia. Por el contrario, si pese al uso de la medicación Jorge sigue teniendo dolor, habría que indicarle un cateterismo y eventualmente un procedimiento de revascularización. Igualmente, la disminución del riesgo de morir o tener un infarto de Jorge, como de todas las personas con enfermedad coronaria, depende sobre todo de los cambios que haga en su estilo de vida y del uso de los remedios en forma crónica.

Cristian tiene 36 años. Es sano. No fuma. Juega al fútbol con sus amigos dos veces por semana. Consulta al médico porque desde hace diez días tiene un dolor torácico que describe como una puntada que se ubica debajo de la tetilla izquierda. El dolor va y viene y empeora cuando mueve el brazo o respira hondo. Cristian tiene miedo de tener un problema coronario porque su abuelo, de 79 años, tuvo un dolor similar y le diagnosticaron un infarto.

Cristian es joven y no tiene factores de riesgo coronarios: es sano, no fuma y realiza actividad física regularmente. El dolor que describe no cumple con las características típicas del dolor de origen coronario: no es opresivo y no se relaciona con el esfuerzo o la actividad física. Al contrario, es como una puntada y aparece al mover el brazo o el tórax. Todas estas características permiten descartar un origen coronario de su molestia. Lo más probable es que el dolor se origine en los nervios o los músculos de las costillas. De todos modos, Cristian hizo muy bien en consultar al médico ya que a veces es difícil para una persona darse cuenta de cuál es la causa del dolor y qué debe hacer para estar mejor. En este caso, el médico realizará el examen físico, lo tranquilizará y le indicará algún analgésico para calmar el dolor.

Alicia tiene 66 años, vive con su esposo y es sana. Consulta al médico porque siente un ligero malestar en el pecho cuando se pone muy nerviosa. Refiere que esta molestia (que no podría llamar "dolor" porque no es muy intensa) permanece en el tórax por varios minutos y cede una vez que se tranquiliza. Manifiesta que no puede establecer ninguna relación entre su dolor y la actividad física, pero en realidad ella habitualmente no realiza esfuerzos importantes.

Alicia describe un dolor torácico que los médicos llamamos "atípico". Esto quiere decir que el dolor tiene algunas características que hacen pensar que su origen es coronario (porque es torácico y aparece ante el estrés o las emociones) y otras que no (porque no tiene relación con los esfuerzos). En personas con síntomas como este lo más probable es que el médico solicite una prueba funcional (una ergometría, por ejemplo) con el objeto de establecer si realmente el dolor tiene relación con el corazón. En estos casos a veces es preciso hacer varias pruebas funcionales para poder diagnosticar o descartar la enfermedad coronaria.

Alfredo tiene 72 años, está jubilado y vive con su esposa. Es diabético y dejó de fumar hace seis años, cuando le diagnosticaron la diabetes. Toma aspirina, estatinas, enalapril y una medicación para mantener bajos los niveles de azúcar en la sangre. Consulta en la guardia de un hospital porque unas horas antes, durante la madrugada, lo despertó un dolor intenso en el pecho. Sintió que transpiraba, le pareció que le faltaba el aire y tuvo miedo de morirse. Se quedó quieto en la cama y el dolor fue cediendo lentamente al cabo de unos quince minutos. Cuando es evaluado por el médico de guardia solo le queda una molestia suave en el pecho.

Alfredo posee varios factores de riesgo coronarios: tiene 72 años, ha sido fumador y es diabético. Ha tenido un dolor de pecho que, por sus características (inicio repentino, asociación con sudoración y sensación de falta de aire), nos hace pensar en un infarto agudo de miocardio como consecuencia de la complicación de una placa de ateroma. El médico de guardia deberá realizar un ECG y análisis de sangre para ver si la CPK o las troponinas están aumentadas. Si se confirma el diagnóstico de infarto (lo más probable en este caso) se le realizará un tratamiento que consistirá en la administración de drogas para disolver el coágulo (básicamente aspirina, y eventualmente también clopidogrel y heparina) y si es posible se lo enviará de urgencia a la sala de cateterismo donde se evaluarán las arterias coronarias. En este caso se detectó una obstrucción completa por un trombo en una de las arterias coronarias principales, por lo que se le realizó una angioplastia con colocación de *stent* para desobstruirla. Después del procedimiento Alfredo fue enviado a la Unidad Coronaria donde se le controló el ECG de forma continua durante 48 horas, se le administraron otros medicamentos además de la aspirina y el clopidogrel, como betabloqueantes e inhibidores de la enzima convertidora de angiotensina para mejorar el proceso de cicatrización y curación del infarto. Al tercer día, Alfredo fue pasado a una habitación general, donde pudo caminar y se evaluó la tolerancia al ejercicio mínimo. Como no volvió a tener dolor y se recuperó muy bien, se le dio el alta y volvió a su casa al cuarto día, debiendo recibir la siguiente medicación: aspirina, clopidogrel, betabloqueante, un inhibidor de la enzima de conversión y una estatina, además de la medicación para bajar el azúcar en la sangre por la diabetes. Se le pidió que volviera al hospital al cabo de diez días para ser controlado por un cardiólogo. En esa consulta el médico le preguntó cómo se sentía, si había vuelto a tener dolor y le solicitó un análisis de sangre. Asimismo, le dijo que podía volver a realizar sus tareas habituales y que durante el primer mes y medio hiciera actividad física sin grandes esfuerzos, como caminatas, para permitir la correcta cicatrización del infarto. Posteriormente se lo incentivó a que realice una actividad física regular aeróbica de mayor intensidad, al menos tres veces por semana, durante 30 minutos cada vez. Al cabo de dos meses del infarto se le realizó un ecocardiograma para evaluar el estado de la función de bomba del corazón y a los seis meses el médico le pidió un estudio de cámara gamma (SPECT) con el objeto de descartar que el *stent* colocado en el infarto se hubiera obstruido, lo que afortunadamente no ocurrió.

Raquel tiene 76 años, vive sola, tiene la presión alta y recibe enalapril para controlarla hace más de 10 años. Consulta a su médico porque este último mes ha comenzado a tener dolor de pecho cuando hace las tareas de la casa que le requieren más esfuerzo, como pasar el trapo al piso o subir a la terraza de su casa a colgar la ropa lavada. El dolor es opresivo y cede cuando deja de hacer el esfuerzo. En la consulta su médico la escucha, la examina (le toma la presión y la frecuencia cardíaca y le ausculta el corazón) y decide solicitarle un ECG, que es normal y una prueba funcional que confirma que el dolor es de origen coronario. El médico le dice: "Raquel, los dolores de pecho que tiene se deben a la enfermedad coronaria, lo que Ud. tiene se llama angina crónica. A partir de ahora va a tomar una aspirineta y un comprimido de 50 mg de un remedio que se llama atenolol. Es importante que no se olvide de tomar estos remedios todos los días. Si llega a tener dolor de pecho debe detener la actividad que está realizando, sentarse, colocarse un comprimido de dinitrato de isosorbide debajo de la lengua y esperar de 5 a 7 minutos hasta que el dolor se vaya; si persiste puede tomar otro comprimido en dos oportunidades más, siempre con una separación de por lo menos 5 minutos entre los comprimidos y sin ponerse de pie porque puede marearse. Es habitual que cuando se utiliza este remedio se produzcan dolores de cabeza; esto es normal y no debe asustarse: es un signo de que la medicación está actuando. Si el dolor de pecho no cede tiene que ir al hospital para ser evaluada en la guardia porque puede tratarse de un cuadro más serio. Me gustaría volver a verla dentro de 15 días, pero si nota que la frecuencia o la intensidad de los dolores en el pecho aumentan, comuníquese telefónicamente conmigo o vaya a la guardia. Además, necesito que se haga un análisis de sangre para ver cómo está el colesterol".

Raquel cumple con lo indicado por su médico y vuelve a verlo a los 15 días. Refiere que los episodios de dolor de pecho han sido menos frecuentes, pero siguen apareciendo ante los esfuerzos. No necesitó utilizar la medicación sublingual porque cedieron rápidamente al detener la actividad. El médico le toma la frecuencia cardíaca en el consultorio y después de bajar y subir las escaleras para evaluar si esta aumenta con el esfuerzo (cuando la dosis del atenolol es la adecuada, la frecuencia cardíaca no se modifica significativamente con el esfuerzo). Observando que el angor no se encuentra totalmente controlado y que la frecuencia cardíaca aumenta durante los esfuerzos, el médico decide incrementar la dosis de atenolol a 75 mg diarios y volver a ver a su paciente a los 20 días. Raquel regresa contando que los dolores desaparecieron completamente. El médico le indica que continúe con los mismos remedios, le agrega atorvastatina porque el valor de la LDL es de 132 mg/dl y lo ideal es que las personas con enfermedad coronaria tengan una LDL (colesterol malo) menor a 100 mg/dl y la cita para control a los seis meses.

En este caso quisimos describir, a modo de ejemplo, el proceso de evaluación y de tratamiento a lo largo de varias consultas. La persona relata el síntoma, el médico piensa en el diagnóstico, el estudio confirma la sospecha y el médico indica un tratamiento y va ajustándolo según la respuesta. A veces la resolución es sencilla, como en el caso de Raquel, mientras que en otras ocasiones es necesario hacer más estudios para definir el diagnóstico (o la magnitud de la enfermedad coronaria), utilizar más remedios o bien recurrir a procedimientos de revascularización para controlar los síntomas.

Luis es un médico veterinario de 59 años que no fuma, no es diabético y tiene la presión arterial normal. Hace tres años le diagnosticaron enfermedad coronaria tras sufrir un cuadro de angina inestable que requirió internación y tras el cual se le realizó una angioplastia con colocación de un stent *liberador de drogas. Nunca volvió a tener dolor y desde entonces está medicado con aspirina, estatinas, betabloqueantes y enalapril y realiza actividad física regularmente. Consulta a su médico porque en el último mes ha sentido dolor de pecho al tener relaciones sexuales y al jugar al fútbol. El médico le solicita una ergometría que muestra isquemia con el esfuerzo máximo.*

Luis es un paciente con enfermedad coronaria que fue inicialmente revascularizado (desobstruido) y luego medicado con drogas antianginosas y otras que evitan la progresión de la enfermedad. Sin embargo, con el transcurso del tiempo la enfermedad parece haber progresado. Debido a que Luis es una persona joven, que lleva una vida activa y tiene dolor de pecho pese a recibir un tratamiento farmacológico óptimo, debería plantearse la posibilidad de realizar una coronariografía para detectar la presencia de una lesión tratable con alguna técnica de revascularización (angioplastia o cirugía de revascularización) que le permita mejorar su calidad de vida.

MISCELÁNEAS

La prevención de la enfermedad coronaria

Las medidas para prevenir la enfermedad coronaria han demostrado disminuir asombrosamente su desarrollo y la mortalidad por causas cardíacas. Las medidas preventivas fundamentales que deberían implementarse a nivel de la población general son: **no fumar** (y no estar en contacto con el humo del cigarrillo), **evitar el sedentarismo**, comer con poca sal y pocas grasas, tener una **alimentación variada** que incluya frutas y verduras y mantener un peso adecuado. Por otra parte, la detección y el tratamiento de la hipertensión arterial, la hipercolesterolemia, la obesidad y la diabetes también contribuyen muchísimo a la prevención. Vale la pena destacar que las medidas preventivas mencionadas no solo disminuyen el riesgo de desarrollar la enfermedad sino también de que esta avance una vez que se ha manifestado.

LA ENFERMEDAD CORONARIA ES UN PROBLEMA DE SALUD FRECUENTE Y QUE PUEDE PREVENIRSE MEDIANTE VARIAS MEDIDAS, SIENDO LAS MÁS IMPORTANTES: NO FUMAR, EVITAR EL SEDENTARISMO Y TENER UNA ALIMENTACIÓN SALUDABLE.

Cabe mencionar que en la literatura médica algunos autores están planteando que además de la recomendación de las medidas generales, la población general sana se beneficiaría con el uso de los remedios que se utilizan en las personas con enfermedad coronaria, sobre todo con la aspirina y las estatinas (e incluso con los IECA). Se habla de un "multipíldora" que se recomendaría a todas las personas mayores de 50 años, independientemente de su riesgo cardiovascular. Estos conceptos son controvertidos ya que una cosa es recomendarles a todos los adultos sanos que no fumen y que hagan ejercicio y otra cosa es indicarles una medicación. Para poder reflexionar acerca de este tema complejo hay que comprender el concepto de "riesgo": fumar, ser sedentario, tener diabetes y la presión y el colesterol altos determinan que esa persona tiene un mayor "riesgo" de desarrollar enfermedad coronaria, pero no necesariamente que la vaya a tener. Por lo tanto, la decisión de las medidas preventivas a implementar forma parte de una estrategia que debería ser, en lo posible, personalizada, teniendo en cuenta la herencia familiar y el contexto, los deseos, los temores y las posibilidades de cada individuo. Por eso pensamos que para eso es importante que cada persona pueda contar con un médico que lo acompañe y lo aconseje en ese sentido.

Por último, también es preciso tener en cuenta que si bien la enfermedad coronaria puede prevenirse, hay personas que no tienen factores de riesgo y que la desarrollan igual. De hecho, la edad es uno de los principales determinantes de su presencia, y cumplir años, por el momento, no es un evento evitable.

Los chequeos y la enfermedad coronaria

Es común que muchas personas sanas vayan al médico a hacerse un chequeo. Cada individuo lo hace por diferentes razones, entre ellas, porque quiere prevenir enfermedades, porque se lo exigen en su trabajo, porque tiene temor a estar enfermo, porque es su costumbre hacerlo, porque leyó en algún medio de comunicación que hay que hacerlo, porque sus amigos lo hacen, porque quiere amortizar su prepaga, porque un amigo o un familiar se enfermó, porque un ser querido lo obliga, porque su padre o madre falleció de una enfermedad que podría prevenirse o detectarse antes, y por múltiples otras causas. Nuestra opinión es que la visita al médico estando sano es muy útil ya que hay varias medidas preventivas que el médico puede indicar. En relación con la enfermedad coronaria, estas medidas consisten principalmente en dar **consejo antitabáquico** a aquellos que fuman (y eventualmente ofrecer un tratamiento para dejar de fumar a los que lo deseen), **recomendar hacer actividad física** regularmente y detectar y tratar la hipertensión arterial, la diabetes, la hipercolesterolemia y la obesidad. El ECG y las pruebas funcionales no suelen ser útiles para diagnosticar la enfermedad coronaria en las personas que no tienen síntomas.

EN RESUMEN, EL CHEQUEO PARA PREVENIR O DIAGNOSTICAR LA ENFERMEDAD CORONARIA CONSISTE EN LA CHARLA CON EL MÉDICO, LA TOMA DE LA PRESIÓN ARTERIAL, LA MEDIDA DEL PESO Y DE LA ALTURA Y LA SOLICITUD DE UN ANÁLISIS DE SANGRE PARA DOSAR GLUCEMIA Y COLESTEROLEMIA.

Por último, quisiéramos desarrollar un concepto quizás complejo de entender para quienes no son médicos: tener enfermedad coronaria no significa, necesariamente, tener síntomas o complicaciones a causa de esta enfermedad. Este es un concepto general que es preciso tener en cuenta hoy en día en relación con muchas enfermedades en base al gran desarrollo que ha adquirido la tecnología médica. Básicamente, el concepto es que muchas personas tienen placas de ateroma en sus arterias coronarias y no tienen (y algunas probablemente no tendrán nunca) síntomas de la enfermedad. Como no queda muy claro qué conducta médica tomar con estas personas se recomienda ser cauto y seguir los consejos del médico.

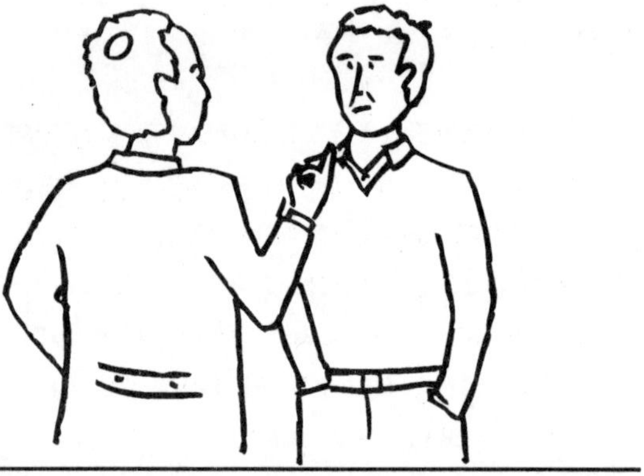

–¿Entonces no hace falta que me haga una ergometría?
–No, no hay necesidad. Lo más importante es que piense en dejar el cigarrillo.

La vida cotidiana de las personas con enfermedad coronaria

Ya hemos mencionado al principio de este libro que la vida cotidiana de las personas con enfermedad coronaria cambió en forma asombrosa en los últimos años. En 1970, haber sufrido un infarto de miocardio convertía a esa persona en un inválido que tenía los años contados, mientras que hoy en día las personas que desarrollan la enfermedad tienen una calidad de vida y un pronóstico generalmente muy buenos, sobre todo debido a las medidas generales (dejar de fumar, hacer actividad física y llevar una alimentación saludable) y específicas (el tratamiento farmacológico y la revascularización). Incluso la mayoría lleva una vida activa y normal, casi sin impedimentos (a no ser por la recomendación de evitar los deportes extremos). Se habla, entonces, de la "paradoja" de la enfermedad coronaria ya que varios artículos científicos están mostrando que las personas con diagnóstico de esta enfermedad están viviendo más años que aquellas que no lo tienen. Esto se explica porque la mayoría de estas personas no fuman, hacen actividad física y tienen controlados los demás factores de riesgo como la hipertensión, la hipercolesterolemia y la diabetes. Con esto no queremos decir que tener enfermedad coronaria sea una buena noticia. De hecho, muchas personas con esta enfermedad tienen temor a las complicaciones y no les gusta tener que tomar cuatro remedios toda la vida, pero el objetivo de este párrafo es dar un mensaje alentador y sincero ya que es cierto: aceptando las medidas indicadas por el médico, actualmente la expectativa de vida de las personas con enfermedad coronaria es muy buena.

TENER ENFERMEDAD CORONARIA IMPLICA ACEPTAR QUE UNO TIENE CIERTO RIESGO. SIN EMBARGO, LA IMPLEMENTACIÓN DEL TRATAMIENTO ADECUADO HA DETERMINADO QUE LA CALIDAD DE VIDA Y EL PRONÓSTICO DE LAS PERSONAS CON ESTE FRECUENTE PROBLEMA DE SALUD SEAN MUY BUENOS.

La enfermedad coronaria y la actividad sexual

Las personas con enfermedad coronaria pueden tener una vida sexual satisfactoria. Al contrario de las creencias populares, no hay evidencia que demuestre que la actividad sexual aumente el riesgo de muerte súbita o infarto. Una relación sexual es una actividad que genera esfuerzo y aumenta el trabajo cardíaco, pero si la persona está adecuadamente tratada no hay peligro. Es importante que la persona con enfermedad coronaria converse con su médico sobre este tema y le plantee las dudas que tenga ya que esta enfermedad no impide continuar con una vida sexual satisfactoria.

LA ACTIVIDAD SEXUAL NO ES PELIGROSA PARA LAS PERSONAS CON ENFERMEDAD CORONARIA.

Muchos hombres con enfermedad coronaria, sobre todo los mayores de 50 años, suelen tener dificultades para mantener una erección. Esta situación, junto con el temor infundado de tener una relación sexual, determina que muchas parejas se retiren de la vida sexual. Actualmente es una pena que esto ocurra y los médicos pueden ayudar a que estas parejas vuelvan a tener una vida sexual plena. En ese sentido, el descubrimiento del sildenafil, un remedio muy eficaz para el tratamiento de la disfunción sexual eréctil, ha redundado en un importante beneficio en la calidad de vida sexual de las parejas en las que el hombre tiene enfermedad coronaria. Queremos dejar sentado que no hay ningún inconveniente en que estas personas utilicen sildenafil y que toda la información que circula en relación con que este remedio es peligroso para el corazón es infundada. En otro orden de cosas, cabe mencionar que es importante consultar al médico acerca de la posibilidad de tomar sildenafil junto con otros remedios: en la mayoría de los casos no hay problemas, pero algunos, como los nitritos, pueden potenciar su acción y por eso se recomienda que las personas que consumen sildenafil no usen ni reciban nitritos en las 24 horas siguientes a la toma.

EL SILDENAFIL ES UN REMEDIO MUY SEGURO Y EFICAZ PARA EL TRATAMIENTO DE LA DISFUNCIÓN SEXUAL ERÉCTIL EN LAS PERSONAS CON ENFERMEDAD CORONARIA.

Este libro se terminò de imprimir
en Octubre de 2011 en Prograce S.R.L.
Vieytes 1820 C.A.B.A. TEL: 011 4303-2430